U0189311

如何预防破伤风

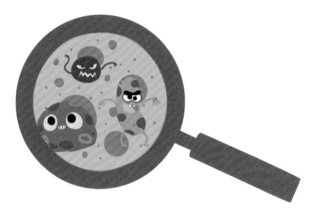

王传林 著　陈文涛 绘

中国科学技术出版社

· 北 京 ·

图书在版编目（CIP）数据

如何预防破伤风 / 王传林著. — 北京：中国科学技术出版社，2018.9
ISBN 978-7-5046-8141-6

Ⅰ.①如… Ⅱ.①王… Ⅲ.①破伤风—预防(卫生) Ⅳ.①R571.3

中国版本图书馆CIP数据核字（2017）第216865号

策划编辑	孙若琪
责任编辑	杨化兵
装帧设计	胜杰文化
责任校对	杨京华
责任印制	马宇晨

出　　版	中国科学技术出版社
发　　行	中国科学技术出版社发行部
地　　址	北京市海淀区中关村南大街16号
邮　　编	100081
发行电话	010-62103130
传　　真	010-62179148
网　　址	http://www.cspbooks.com.cn

开　　本	787mm×1092mm　1/32
字　　数	30千字
印　　张	2.5
版　　次	2018年11月第1版
印　　次	2018年11月第1次印刷
印　　刷	北京盛通印刷股份有限公司
书　　号	ISBN 978-7-5046-8141-6 / R·2314
定　　价	30.00元

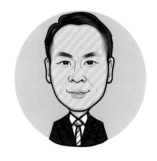

王传林，男，主任医师。现任北京大学人民医院急诊科副主任、创伤救治中心副主任、国家卫生健康委员会疾病控制专家委员会委员、国家药典委员会特聘专家、中国疾病预防控制中心狂犬病疫苗工作组副组长、中国医学救援协会动物伤害救治分会会长、中国医师学会急诊外科分会常委、中国医师协会急诊外科专业委员会管理与人文专业组成员、中国医师协会急救复苏委员会创伤急救学组成员、中国科学技术出版社科普特聘专家、北京医学会创伤学分会委员会委员、北京医师协会院前急救专科医师分会理事、《中华实验和临床病毒学杂志》编委等。长期致力于专业领域的科研、教育和知识传播，倡导与时俱进发展医学科技；牵头发起国内四十余名专家共同编撰了我国第一部《中国破伤风免疫预防专家共识》，是我国破伤风、狂犬病防控领域的知名学者。

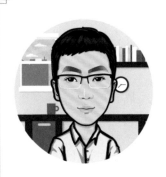

绘者简介

　　陈文涛，男，中国科普作家协会第七届医学科普专委会委员，中国医学救援协会动物伤害救治分会常务理事。作品曾获中国科普作家协会第四届优秀科普作品金奖、国家卫健委优秀公益广告奖、中国科协优秀网络撰稿人一等奖、"金鸡百花"微视频奖、福建省优秀科普作品荣誉奖等。

　　破伤风是一种病死率高但可以被有效预防的疾病。在全球范围内，破伤风的平均病死率在 30% ~ 50% 之间，即使病情较轻的患者在医疗水平较高、积极治疗的情况下，病死率也高达 10% 左右。重症破伤风患者，特别是老年人和儿童，如果不进行医疗干预，病死率接近 100%。目前，我国由于缺少针对破伤风防治的指导类图书，导致广大基层医务人员普遍对破伤风的预防存在着误区，群众对如何正确预防破伤风也长期存在不了解的情况，特别是我国中老年人群的破伤风发病率始终居高不下。不正确的预防破伤风不但效果甚微，而且是对有限医疗资源的巨大浪费，让患者和医师承担了巨大的医疗风险。因此，正确认识并掌握破伤风的预防方法，尽快制定出符合我国实际需求的破伤风预防指南，开展针对基层医师及群众的破伤风防控的科学普及工作具有重大的现实意义。

　　本书的作者为北京大学人民医院急诊外科专家王传林，由其联合我国 40 多位业内顶级专家完成的《中国破伤风免疫预防专家共识》一书，就曾对破伤风的预防进行了翔实的解读。本书通过漫画图文的形式再次对如何预防破伤风做详细、通俗的阐述，易读好用，既适合基层医师阅读掌握，也能让普通读者在愉快的阅读中轻松获取破伤风疾病防控的科学知识。

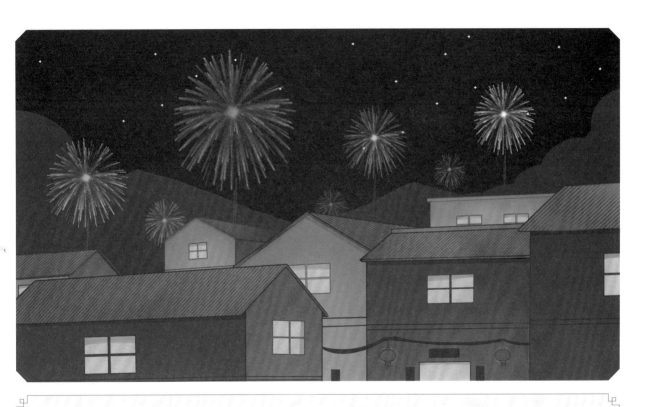

狗年除夕夜。

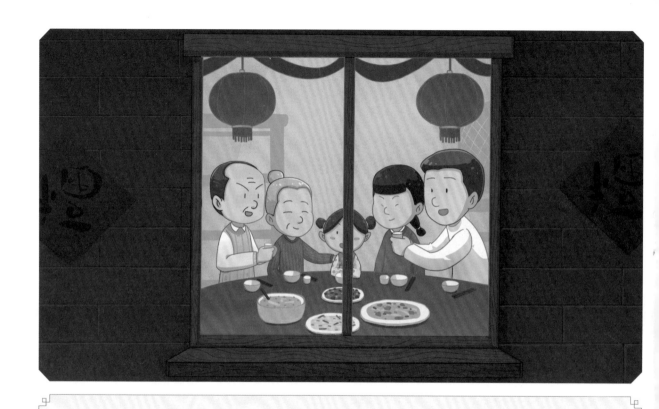

老王全家团聚。

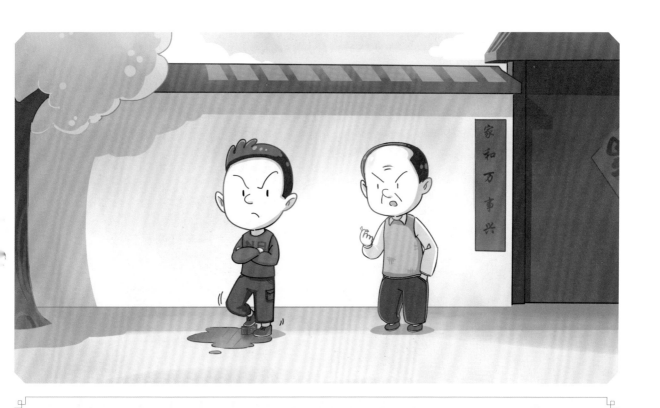

饭后，老王和外甥在院子里为了钱的事情，竟然动了气。

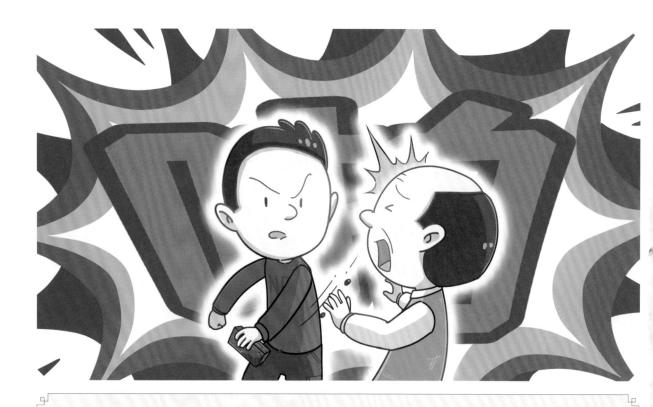

外甥从院子里抄起一块"脏"砖，照着老王脑门就是一下……

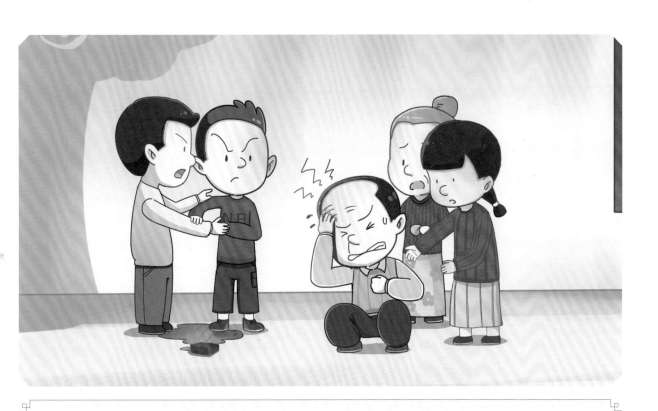

老王头上挂了彩，血流了下来。

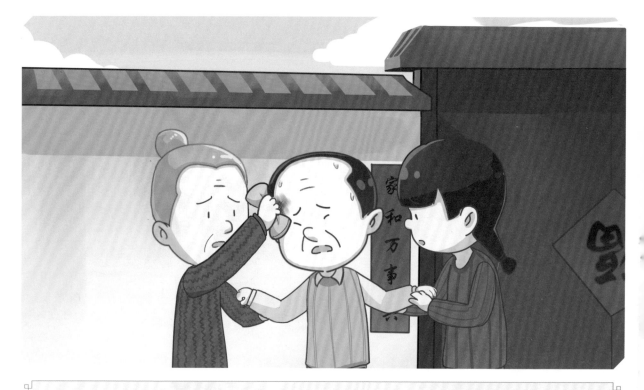

　　家里人赶紧找了块毛巾按住伤口，很快血止住了。伤口也没继续出血，谁都没再当回事。

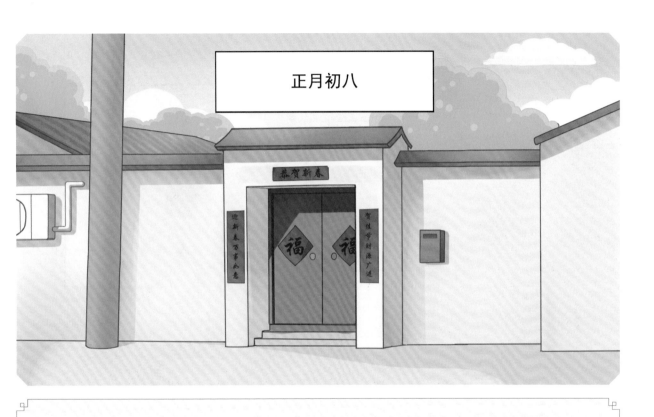

到了大年初八一早。

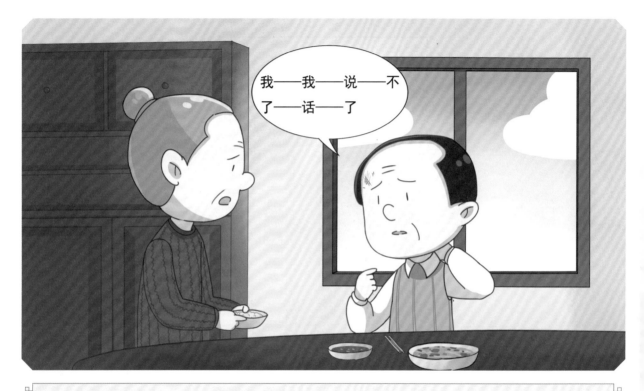

老王觉得不对劲，脖子发硬，嘴仅能张开一指宽，脑子清楚但话说不利落。

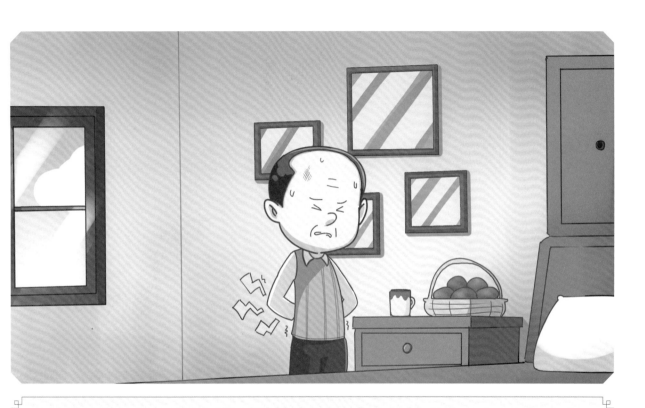

　　到了中午更加严重，老王的背开始向后抽，五六分钟一次，一抽就是一分多钟。

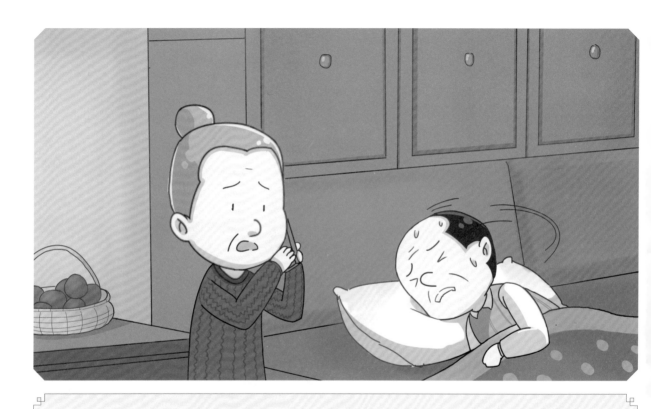

老王难受地在床上翻来覆去，全身是汗，像刚从浴盆里捞出来似的。

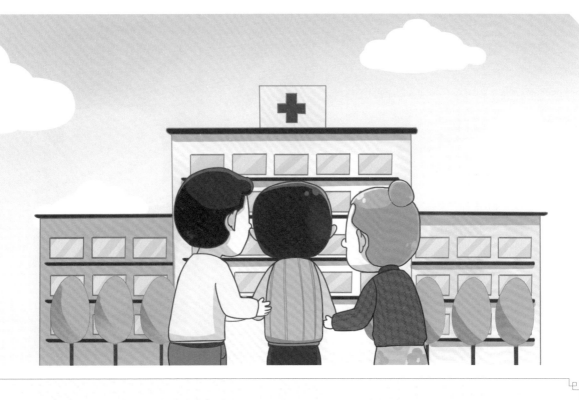

家里人很紧张，赶紧送老王去了医院！

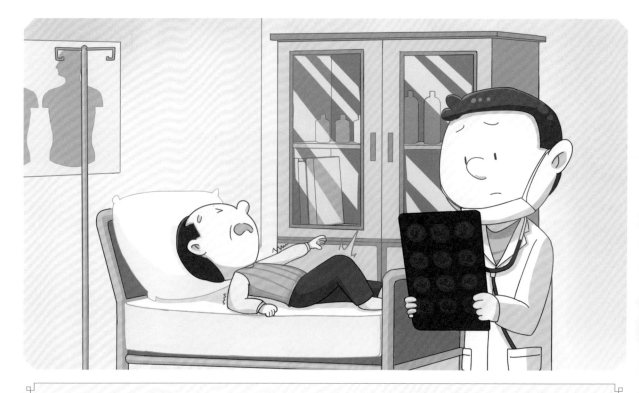

　　到了当地医院，做了头部 CT 检查，未见到异常，但老王仍抽搐不停，异常痛苦。

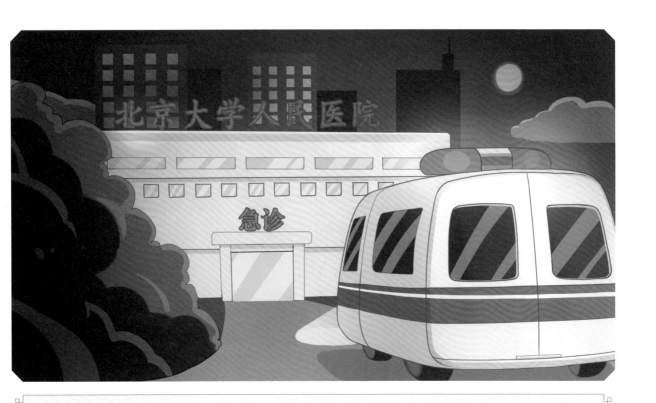

第 2 天凌晨 1 点多，老王转院到了北京大学人民医院急诊科。

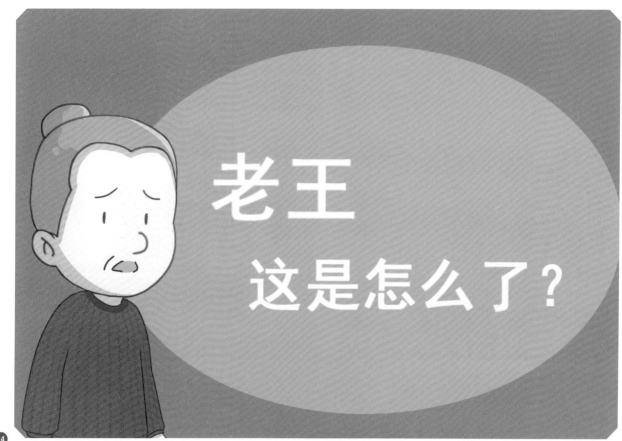

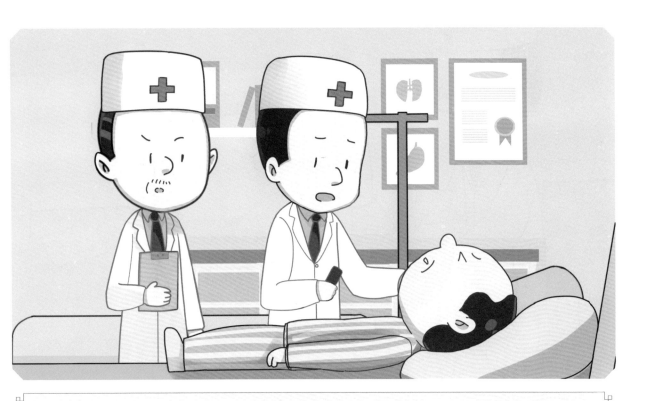

老王进急诊科时，已经表现出苦笑面容、张不开口、言语不清、颈项强直、大汗淋漓、心率加快、血压不稳以及吞咽困难等症状。

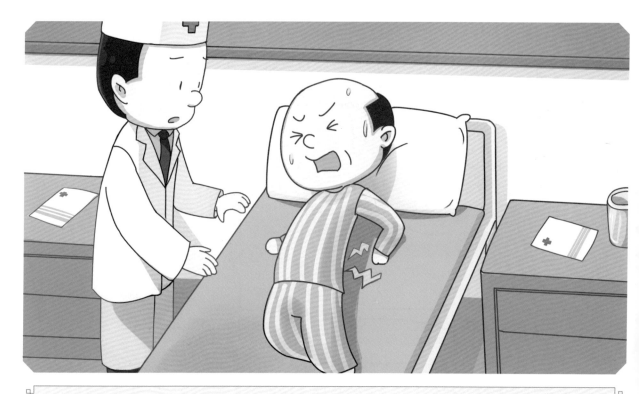

全身肌肉阵发性抽搐，四肢肌张力持续增高，腹肌紧张得坚硬如板，抽搐的肌肉将老王的身体狠狠地向后扳。

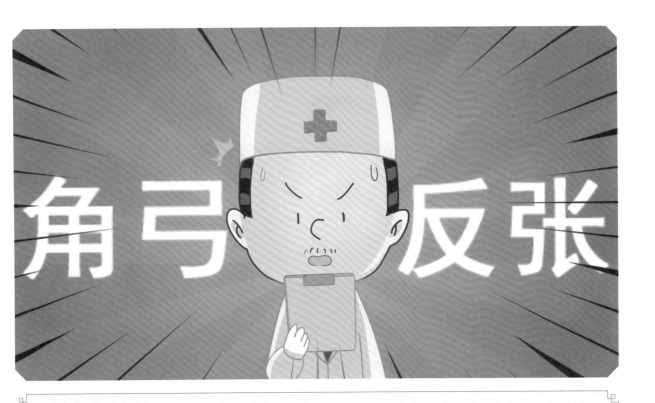

值班医生第一反应："角弓反张"（其实就是破伤风引起的身体抽搐）。

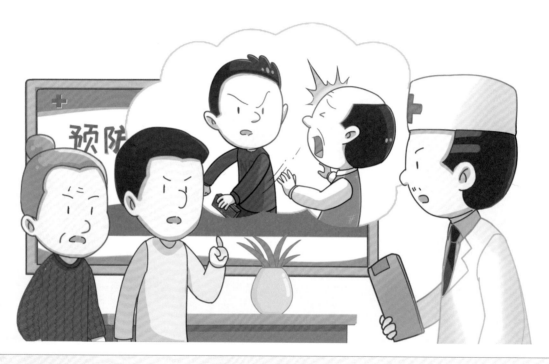

　　值班医生对病人家属仔细询问后得知：老王平常不抽烟，没遗传病，身体也挺好的，就是八天前脑门上挨了一板砖。

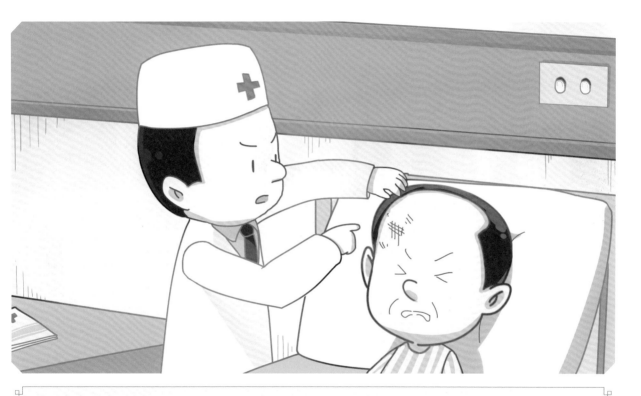

医生看到了老王前额上有一个不足 6 厘米的伤口，表面已经结痂，揭掉这层暗黑色的血痂，创面一层都已经覆盖了脓液。

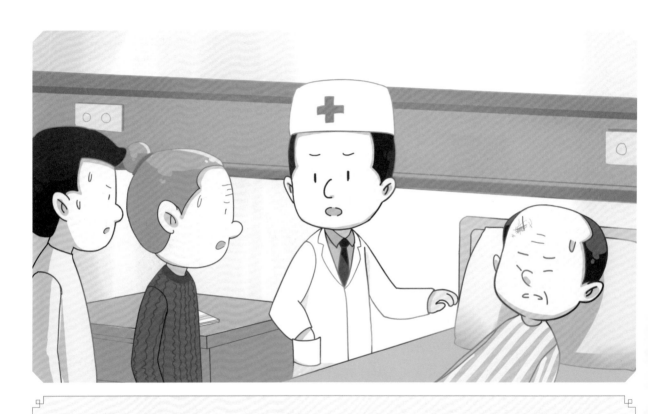

结合老王的"苦笑面容""角弓反张"等症状，接诊医生考虑是破伤风！

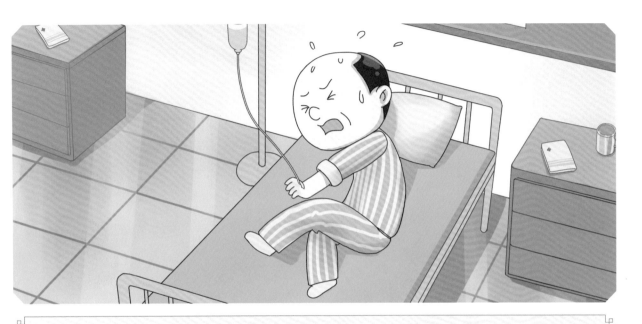

　　此时的老王，已经全身不间断抽搐了近 20 个小时！自主神经功能紊乱，使得老王好像持续高强度锻炼一样，身体大量出汗、肌肉受损；加上面部肌肉痉挛不能张口、不能进食，身体中水电解质平衡也被破坏，出现尿量少、血压低、心率快、呼吸困难等病危表现。老王神志很清醒，能清清楚楚地感受到每一次抽搐和神经功能紊乱带来的痛苦！

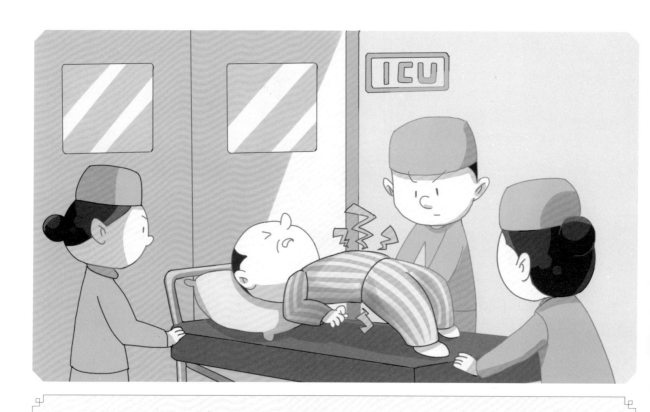

老王被紧急收入医院的 ICU 病房。

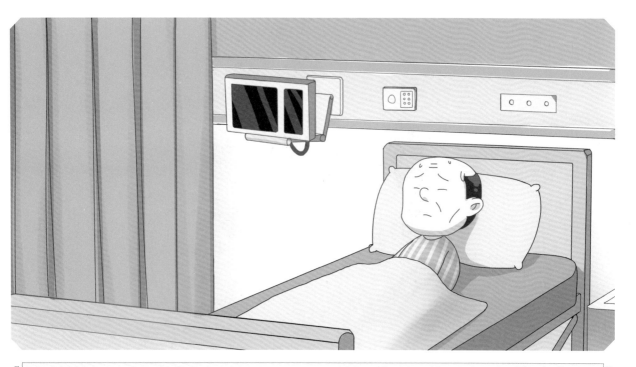

　　老王入住 ICU 病房已经有 24 小时了，虽说已做了镇静治疗，可一旦有点声音，全身还会不自主地抽搐。从病发到现在仅 2 天，老王却因大量出汗、多次抽搐，身体明显消瘦了。

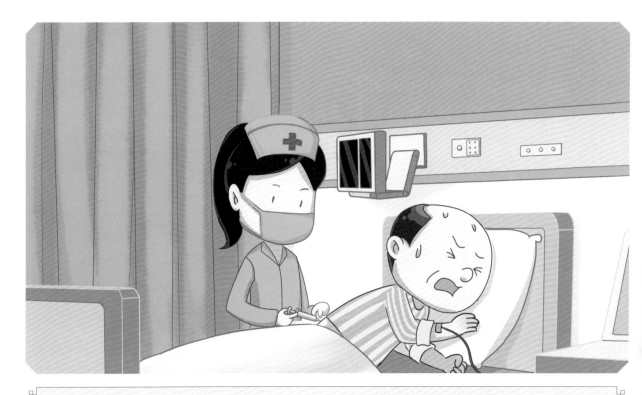

医生及时对伤口进行清创处理，并注射了破伤风免疫球蛋白（TIG）用来清除破伤风痉挛毒素，同时进行了消炎、镇静、补液等对症支持治疗。

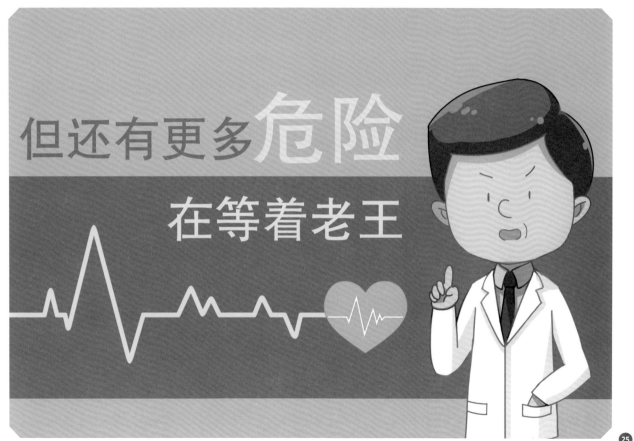

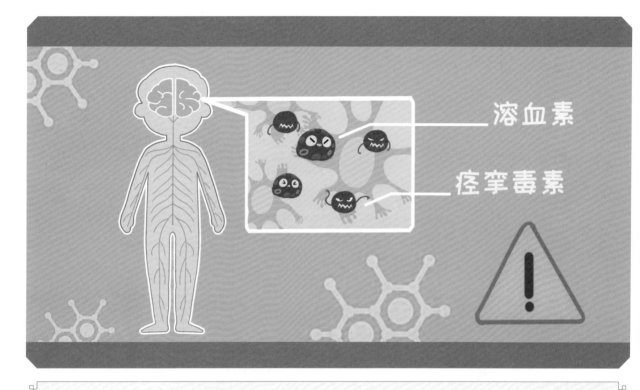

溶血素

痉挛毒素

已经结合到中枢神经系统的毒素引起的骨骼肌持续抽搐，除可引起横纹肌溶解导致体内肌酸激酶急剧上升以外，还可能造成肌断裂、骨折、肾功能衰竭。

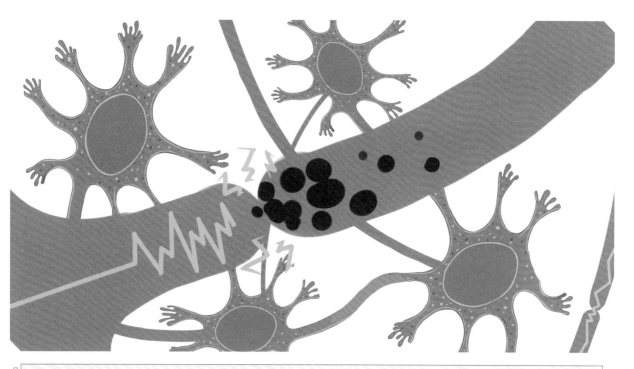

　　同时，由于颅内调节肌肉舒张的部位被直接攻击，导致中枢神经系统被破伤风痉挛毒素阻断，注射 TIG 只能抵抗在血管里肆虐的破伤风痉挛毒素，由于无法通过血脑屏障，因此对攻击神经系统的痉挛毒素起不到作用。

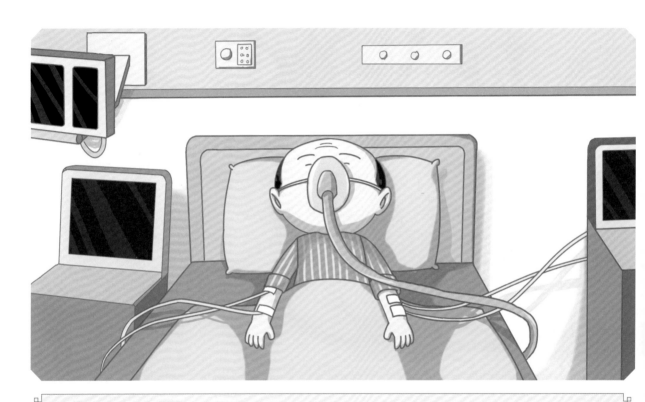

此时只能通过生命支持，尽可能维持老王的生理机能，依靠老王自身的代谢功能，把毒素清除干净。

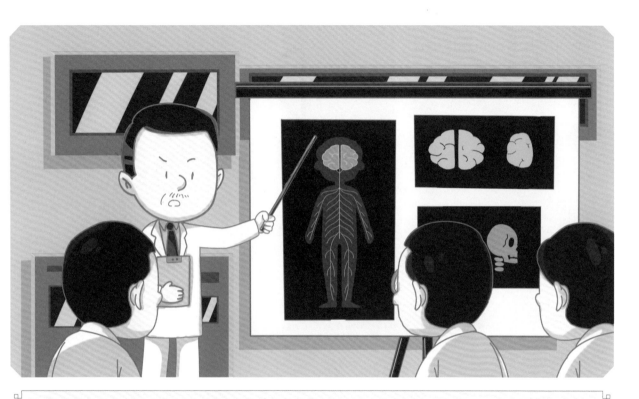

　　为此，北京大学人民医院组织来自急诊科、麻醉科、神经内科、神经外科、感染科、ICU 的专家到重症监护室紧急会诊，一起商讨老王的救治方案。

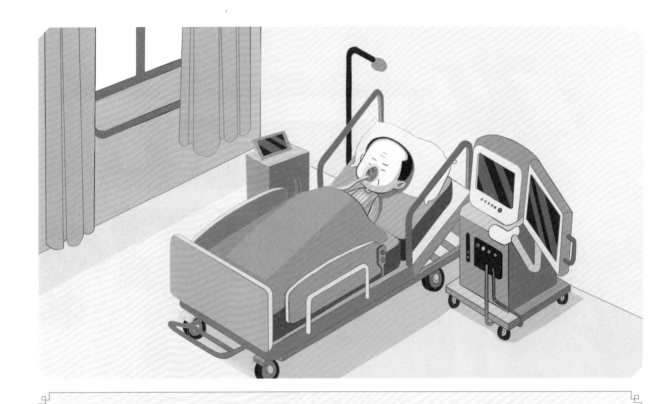

（1）入住 ICU 病房单人病室，避免声光刺激，减少痉挛发作。

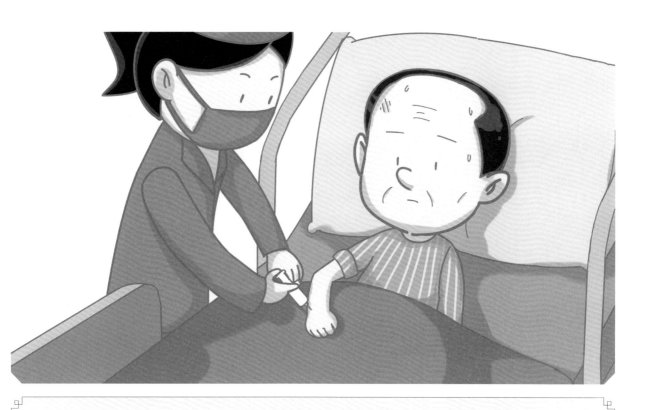

（2）采取冬眠＋肌松治疗控制和解除痉挛，以减少痉挛和痛苦。

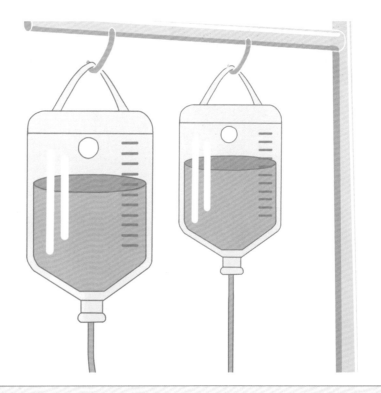

（3）监测肌酸激酶，保证液体入量，防治横纹肌溶解。进行抗炎治疗，抑制破伤风梭状杆菌繁殖，尽可能调拨 TIG 中和血液中的游离毒素。

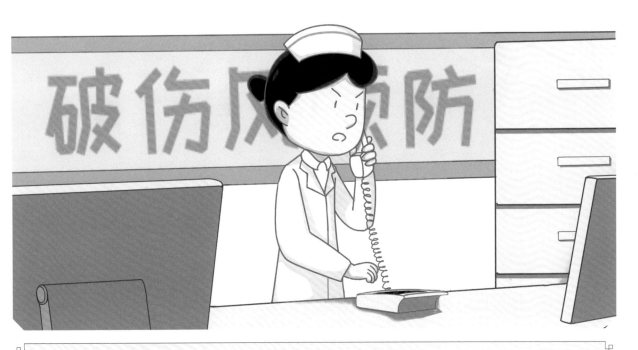

（4）尝试寻找还在生产破伤风类毒素疫苗的厂家，为激活老王的主动免疫应答机制寻找机会。

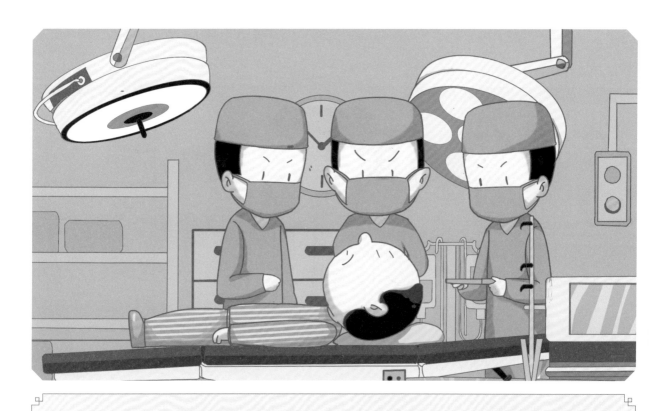

（5）在良好麻醉和控制痉挛的情况下，彻底清除伤口坏死组织、异物等。

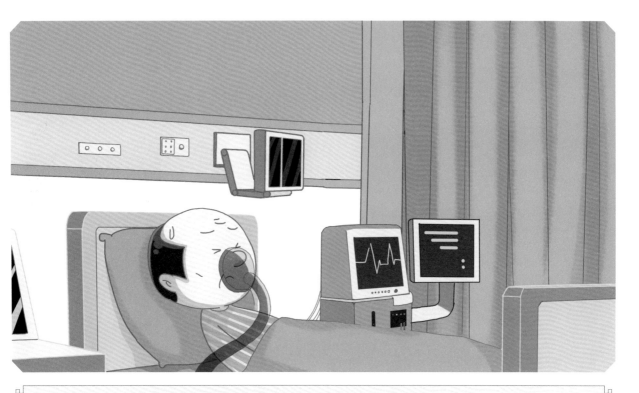

（6）防治窒息、肺不张、肺部感染、坠积性肺炎等并发症。调节水和电解质平衡，以中心静脉肠外营养等方式进行营养治疗。

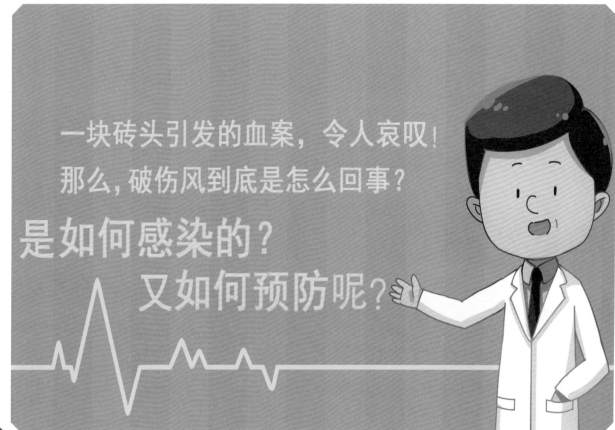

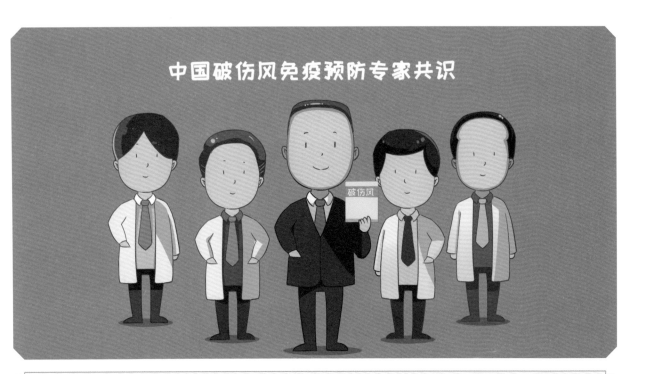

中国破伤风免疫预防专家共识

破伤风

　　北京大学人民医院急诊外科专家王传林，联合国内 40 多位业内顶级专家完成了《中国破伤风免疫预防专家共识》，对破伤风的预防进行了翔实的解读。下面请他给我们讲一讲：

1. 破伤风到底是怎么回事?

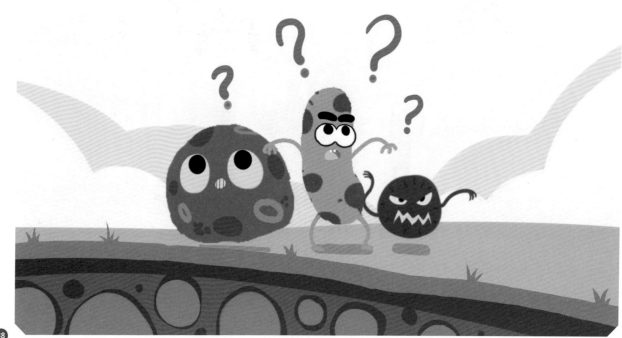

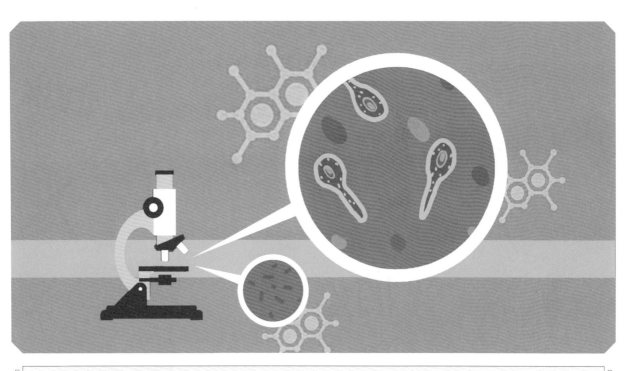

　　（1）破伤风是由一种叫作"破伤风梭状芽孢杆菌"的细菌作祟导致的伤口感染，它通过皮肤、黏膜的破口进入人体，在局部缺氧感染的环境下，无毒的破伤风杆菌变成能分泌毒素的繁殖体引起急性中毒性疾病。

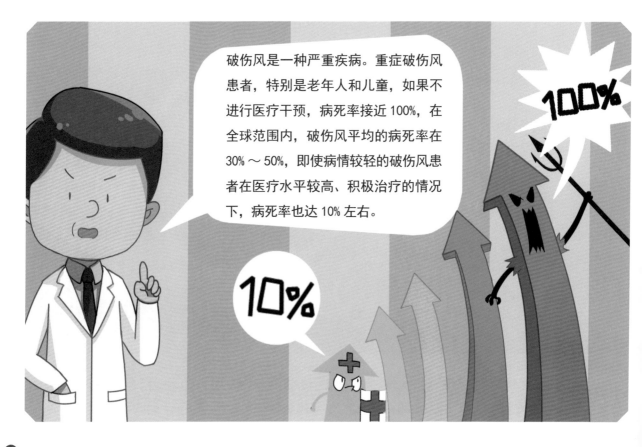

破伤风是一种严重疾病。重症破伤风患者，特别是老年人和儿童，如果不进行医疗干预，病死率接近100%，在全球范围内，破伤风平均的病死率在30%～50%，即使病情较轻的破伤风患者在医疗水平较高、积极治疗的情况下，病死率也达10%左右。

100%

10%

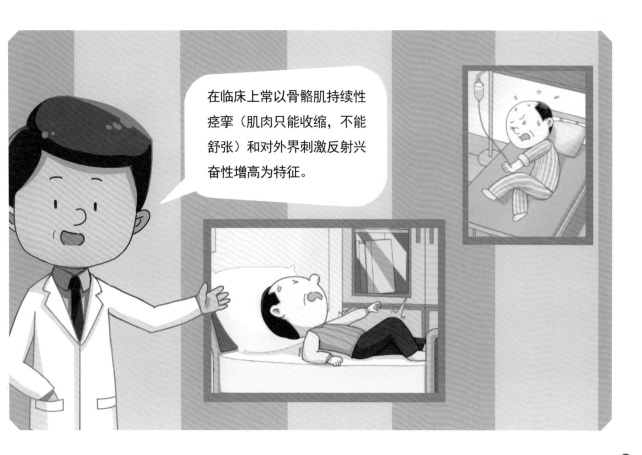

在临床上常以骨骼肌持续性痉挛（肌肉只能收缩，不能舒张）和对外界刺激反射兴奋性增高为特征。

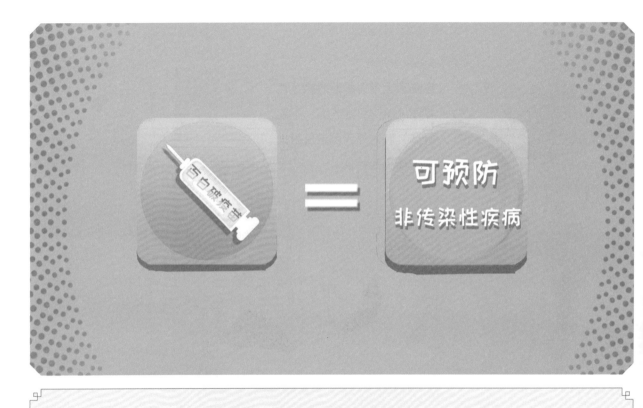

它是目前唯一一种可以用疫苗预防的非传染病。

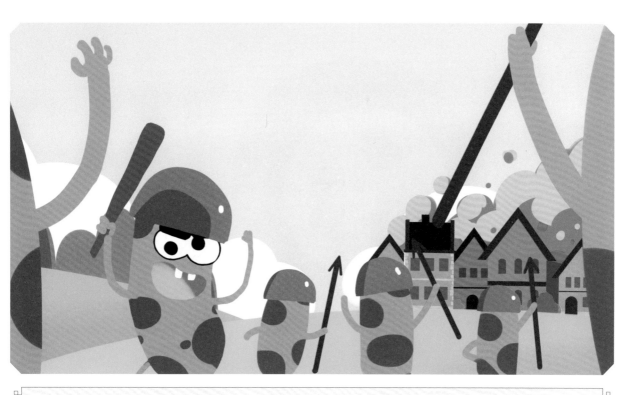

　　（2）它不怕脏、不怕臭，充分发扬"艰苦奋斗"的精神，通过伤口、开放性骨折、烧伤、木刺或锈钉刺进入人体。

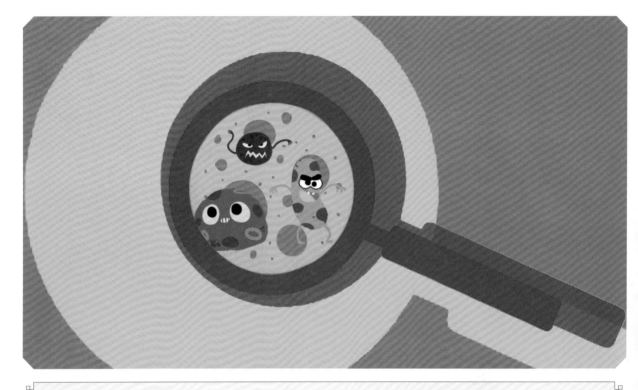

（3）破伤风不经空气传播，是中毒性疾病，或者说是感染性疾病造成的中毒。

2. 什么情况下可能会得破伤风?

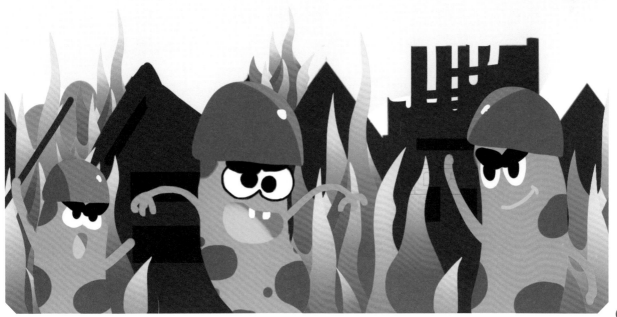

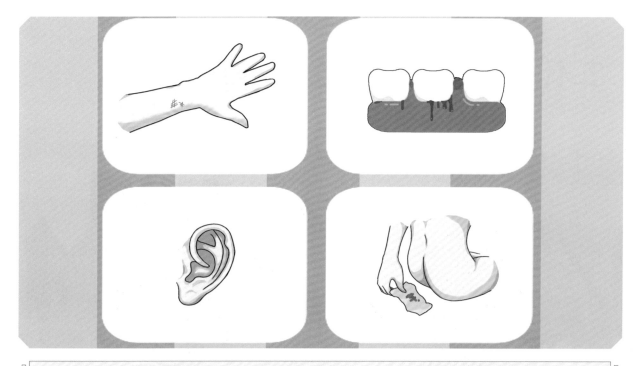

　　（1）所有外伤都有发生破伤风的可能性，尤其是伤口大而深、损伤严重、有污染化脓的风险更高，更应该加强防范。值得注意的是，如剔牙、掏耳朵、擦破肛门等也偶尔会引发破伤风。

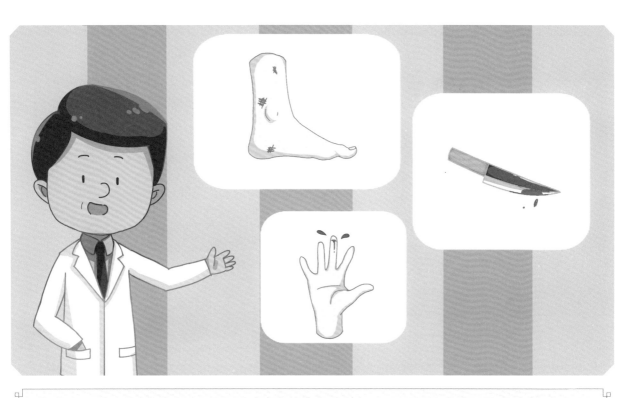

（2）皮肤黏膜破损伤口、各种类型和大小的创伤都可能受到污染并引发破伤风。

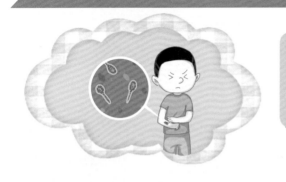

①污染加感染伤口，如开放性骨折、含铁锈或土壤的伤口、小而深的刺伤、盲管外伤、火器伤。

②手脚刺伤后，以泥土、香灰、柴灰等土办法敷伤口止血。

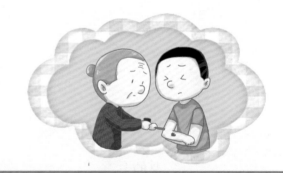

（3）典型的破伤风高风险情况。

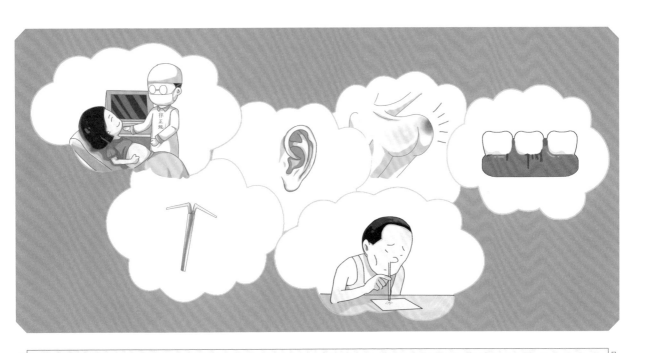

（4）非典型的外伤史：局部皮肤摩擦伤、轻微划伤、牙龈感染、出血、溃疡、脓肿等。

（5）不洁分娩的产妇和新生儿（这种情况目前已少见）、非正规的人工流产术、中耳炎、压疮、拔牙及宫口放避孕环、吸毒人员。

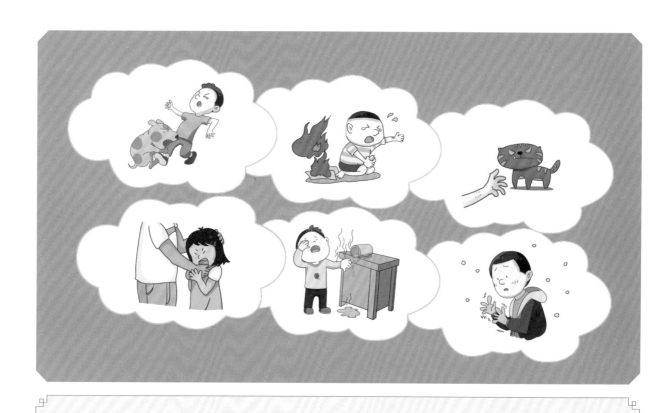

（6）容易忽视的情况：抓伤、咬伤、烧伤、烫伤、冻伤等。

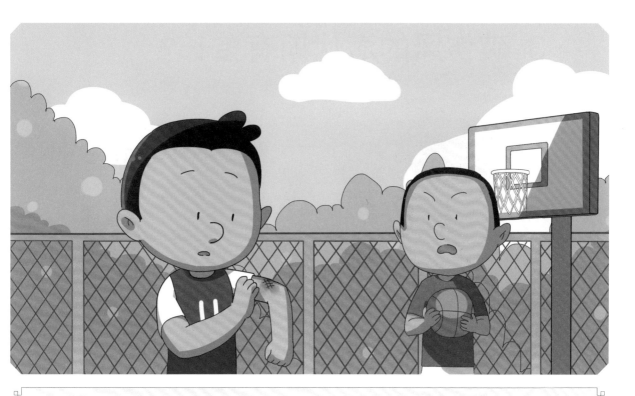

（7）甚至有些病人发病后仍找不到明显的伤处，外伤很轻微，不典型或无明显外伤史仍然有发生破伤风的可能。

3. 破伤风的潜伏期有多长?

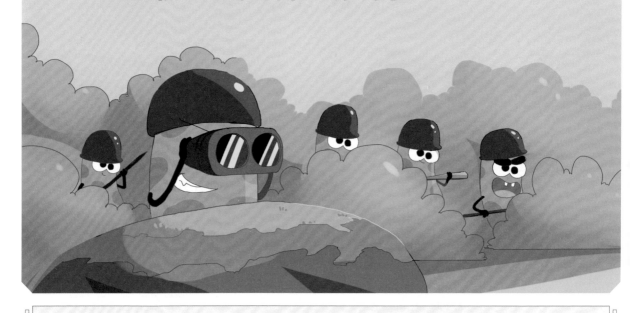

　　破伤风的潜伏期有长有短，短则 2~3 天，长的可达 3 周，甚至几个月。但大多数情况是 30 天之内发病。潜伏期与病情的危重程度呈相关性，外伤处离中枢神经越近，潜伏期越短，病情越重，反之，潜伏期长，病情相对会轻些。

4. 患上了破伤风会有哪些临床症状？

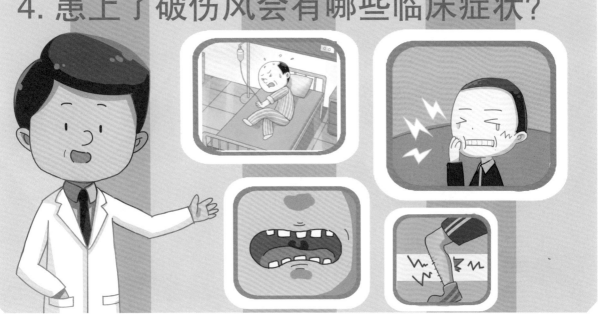

　　肌肉紧张，首先表现颜面、咽喉、颈、背腹及四肢肌肉酸痛痉挛、张口不易、言语不清、吞咽不便等；出现牙关紧闭、张口困难的为强烈提示。

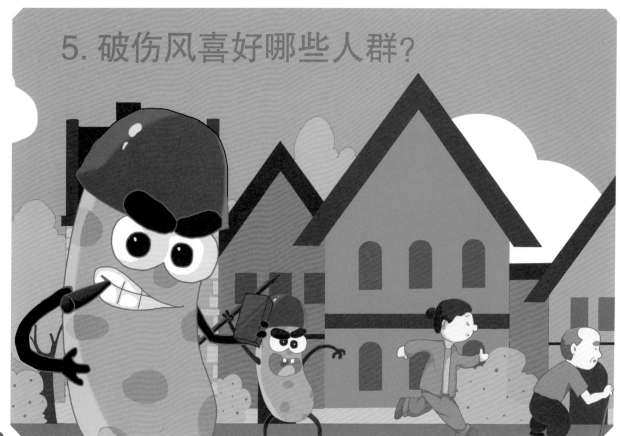

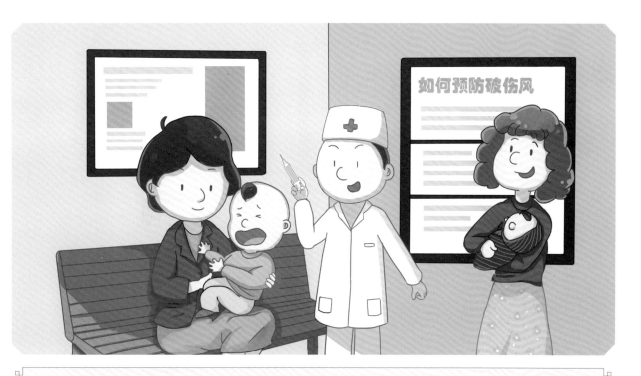

　　我国从 1978 年开始，把百白破疫苗纳入了计划免疫，在 1978 年以前有部分地区已经开始了百白破疫苗接种，直到 1988 年，开展了将疫苗的接种覆盖率扩大到 85% 以上的行动。

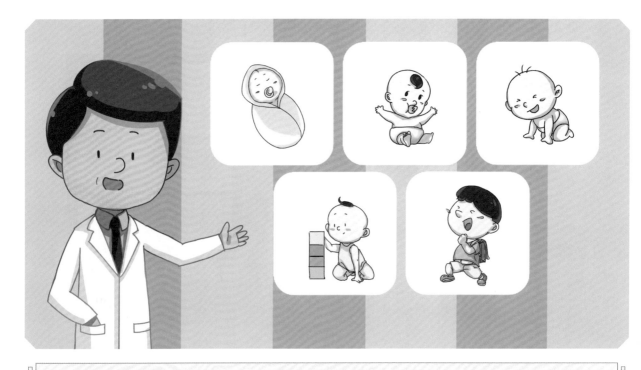

　　出生后第三、四、五个月各接种一针百白破疫苗，到 1 岁半加强一针，6 岁再加强接种一针，打过此三次共 5 针的人，体内产生出足够抗体，并形成记忆免疫可维持至少 10 年，甚至可达 30 年。

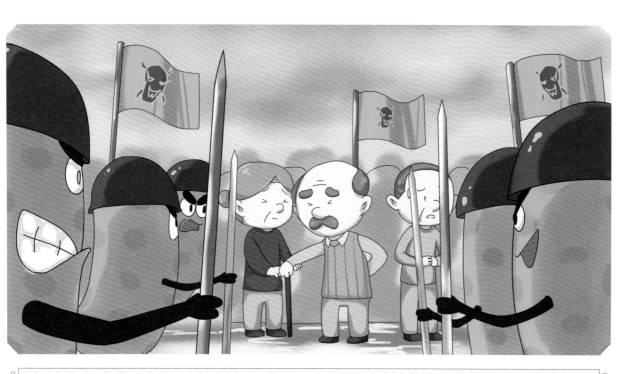

　　1988 年之前，特别是 1978 年之前出生，没注射过全程破伤风疫苗的人，您要注意了！由于您没有全程接种过破伤风疫苗，体内没有抗体，您就属于患破伤风概率较高的人群。

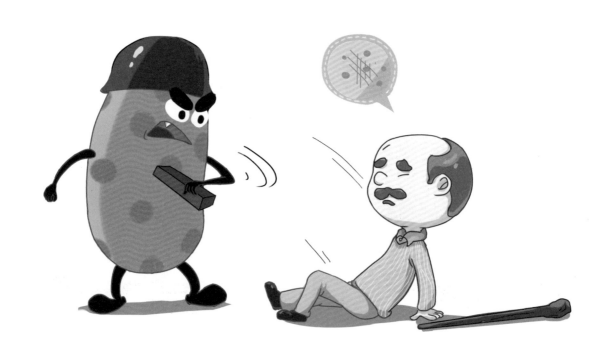

　　我国百白破疫苗覆盖率不足，尤其是农村的老人，因没有注射或没有注射全程的疫苗，体内没有破伤风抗体，对破伤风没有抵抗力。

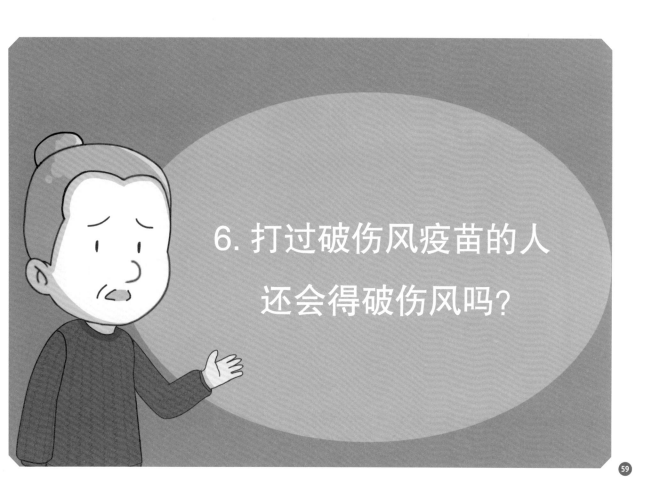

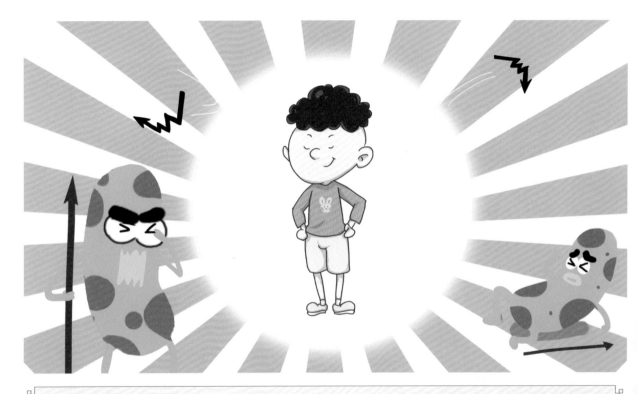

　　如果在注射破伤风疫苗最后一剂后的 5 年内受到创伤，体内抗体充足，不用担心破伤风。

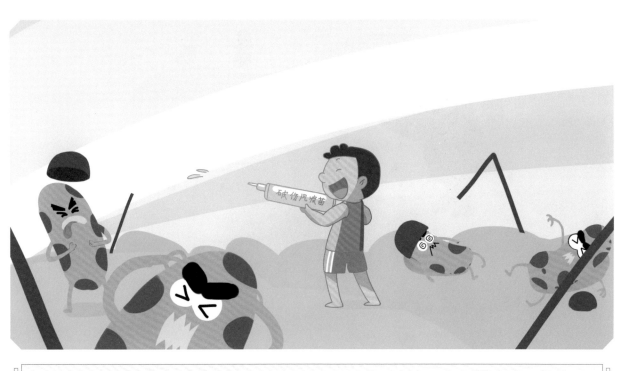

　　如果注射破伤风疫苗最后一剂后 5~10 年内，抗体水平虽然有所下降，但是仍然足以保护我们的身体，不放心的患者（伤口深、污染重）可以考虑补打一针破伤风疫苗；可以快速刺激机体提高抗体保护水平，而避免破伤风的发生。

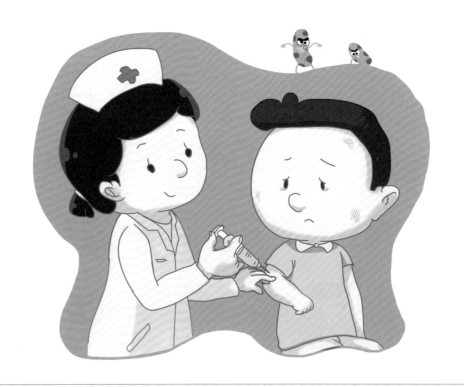

　　如果注射破伤风疫苗最后一剂 10 年以上者，体内抗体水平较低，建议在处理伤口的同时，补打破伤风疫苗。

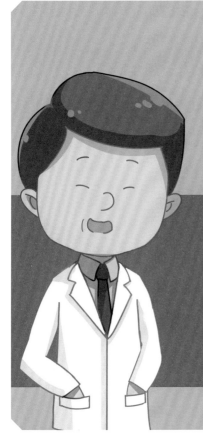

7. 破伤风预防

最重要的是什么?

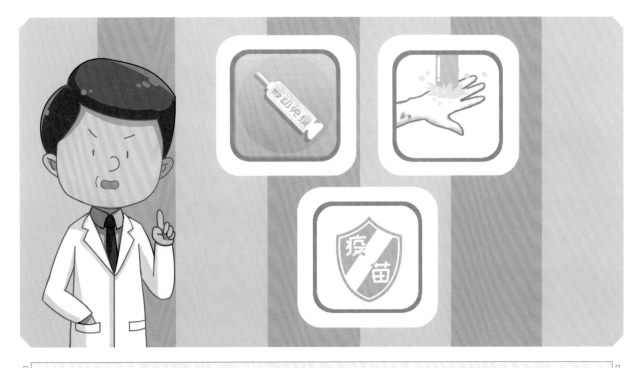

　　破伤风预防最重要的是：正确进行伤口处理，注射破伤风疫苗进行主动免疫，以及在伤后采用被动免疫预防发病，或者根据破伤风疫苗免疫史、距今时间、伤口类型酌情安排主、被动免疫制剂的联合使用全面预防发病。

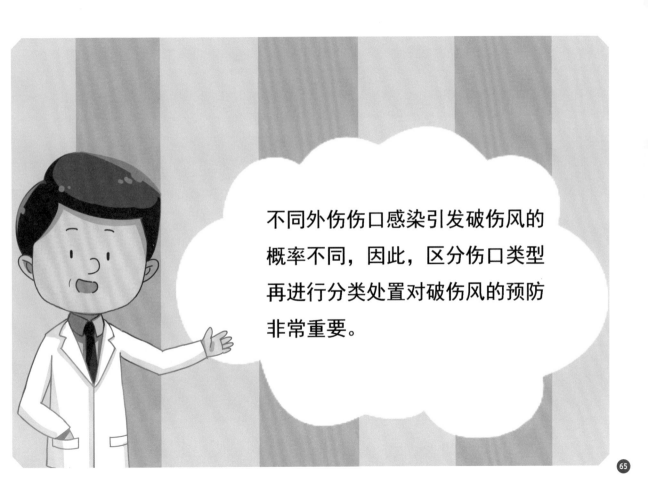

目前常用的被动免疫制剂主要分两种：

破伤风抗毒素（TAT）

用马血清制作而成，注射需要进行皮试，过敏率最高可达30%，致死率约为1/万。即便采用脱敏注射仍然存在较高的风险。目前发达国家已经不用这种药品。如果病人因注射TAT遇到过敏休克死亡，医院及医生会承担巨大的法律风险。

破伤风免疫球蛋白（TIG）

从人体中提炼而成，过敏反应发生率较低、中和毒素作用强，不用皮试、使用方便。但价格高，供应相对稀缺。

TAT 的保护时间一般为 7 天左右，TIG 的保护时间为 3~4 周，而破伤风的潜伏期一般为 3~21 天，最长可达 1 个月以上。所以被动免疫并不能带来持久的免疫力，接种疫苗是获得持久、可靠免疫力的最佳途径。

清洁伤口：位于身体细菌定殖较少的区域，并且在伤后立即得到处理的简单伤口（如刀片割伤）。

不洁伤口：位于身体细菌定殖较多的区域（如腋窝、腹股沟及会阴等），或超过 6 小时未处理的简单伤口（感染机会增加）。

污染伤口：被黏土或粪便污染，或者已经感染的伤口，包括被污物、有机泥土（沼泽或丛林的土壤）、粪便或唾液污染（如动物或人咬伤）的伤口，含有坏死组织的伤口（如坏死或坏疽）、火器伤、冻伤、烧伤等。

分类	低风险破伤风倾向	高风险破伤风倾向
创伤发生时长	<6小时	>6小时
伤口深度	深度<1厘米	深度>1厘米
伤口清洁程度	干净	污染（例动物咬伤）
创缘整齐程度	线状	放射状
损伤程度	轻，神经血管完整无损	重，去神经，缺血
是否感染	无感染	有感染

注意： ＊低风险倾向应符合表内所有对应条件方能成立。

＊高风险倾向仅需符合表内一项或多项条件即可成立。

不同伤口性质和患者免疫接种史采取的
破伤风免疫接种程序

免疫史	最后一剂加强至今时间	伤口性质	含破伤风类毒素疫苗	破伤风被动免疫制剂（TAT/TIG）
全程免疫	<5年	所有类型伤口	无需	无需
全程免疫	5~10年	清洁伤口	无需	无需
全程免疫	5~10年	不洁或污染伤口	需要[a]	无需
全程免疫	>10年	所有类型伤口	需要	无需
非全程免疫或免疫史不详	—	清洁伤口	需要[b]	无需
非全程免疫或免疫史不详	—	不洁或污染伤口	需要	需要[c]

a 伤后接种一剂次破伤风类毒素疫苗，接种剂量为 0.5ml；b 重新完成全程免疫，即在伤后第 0 天、1 个月后、7 个月后分别接种一次破伤风类毒素疫苗，每次接种剂量为 0.5ml；c 一次性肌内注射破伤风免疫球蛋白 250 ~ 500U。

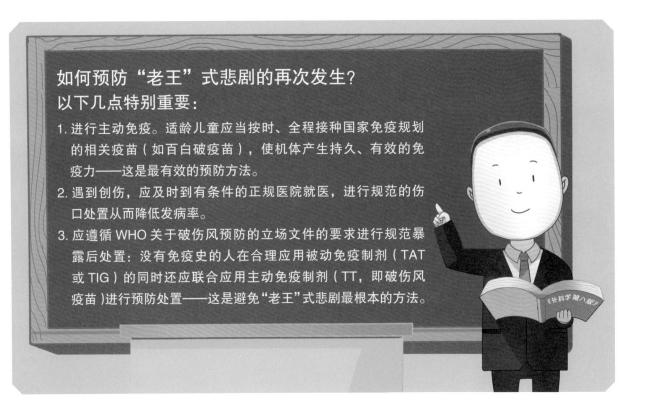

如何预防"老王"式悲剧的再次发生？
以下几点特别重要：

1. 进行主动免疫。适龄儿童应当按时、全程接种国家免疫规划的相关疫苗（如百白破疫苗），使机体产生持久、有效的免疫力——这是最有效的预防方法。

2. 遇到创伤，应及时到有条件的正规医院就医，进行规范的伤口处置从而降低发病率。

3. 应遵循 WHO 关于破伤风预防的立场文件的要求进行规范暴露后处置：没有免疫史的人在合理应用被动免疫制剂（TAT或 TIG）的同时还应联合应用主动免疫制剂（TT，即破伤风疫苗）进行预防处置——这是避免"老王"式悲剧最根本的方法。

《外科学第八版》

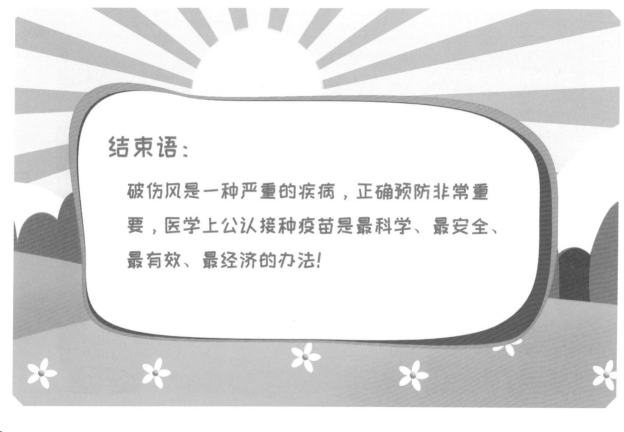

结束语：

破伤风是一种严重的疾病，正确预防非常重要，医学上公认接种疫苗是最科学、最安全、最有效、最经济的办法！

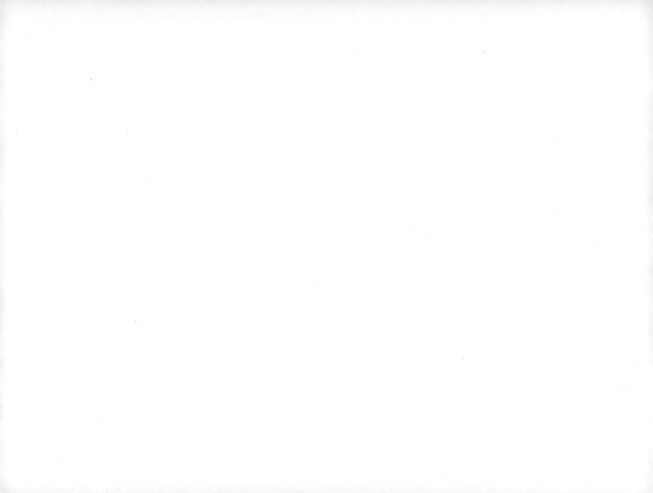